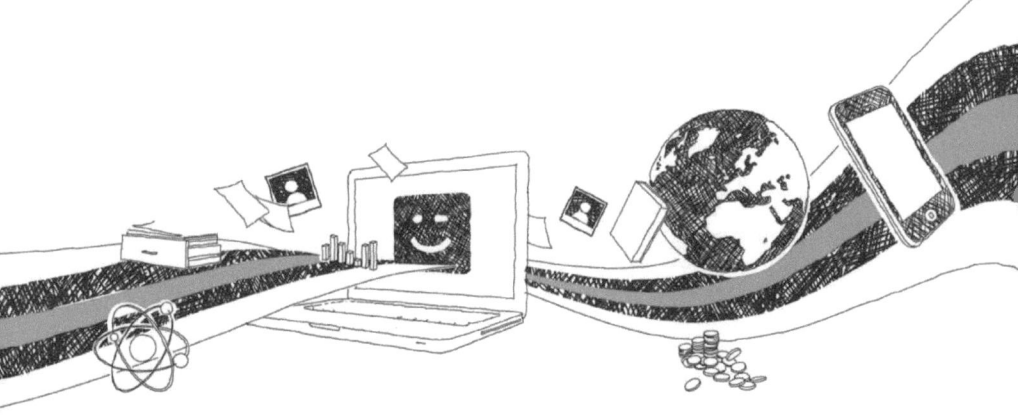
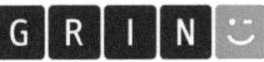

Robert Schwanitz

Die Gesundheitswirtschaft in Mecklenburg-Vorpommern
– Jobmotor und Cluster?

GRIN Verlag

Bibliografische Information der Deutschen Nationalbibliothek:

Die Deutsche Bibliothek verzeichnet diese Publikation in der Deutschen National-
bibliografie; detaillierte bibliografische Daten sind im Internet über http://dnb.d-
nb.de/ abrufbar.

Impressum:

Copyright © 2008 GRIN Verlag GmbH
Druck und Bindung: Books on Demand GmbH, Norderstedt Germany
ISBN: 978-3-640-33854-2

Dieses Buch bei GRIN:

http://www.grin.com/de/e-book/127352/die-gesundheitswirtschaft-in-mecklenburg-
vorpommern-jobmotor-und-cluster

GRIN - Your knowledge has value

Ruhr-Universität Bochum
Fakultät für Sozialwissenschaft

Die Gesundheitswirtschaft in Mecklenburg-Vorpommern –
Jobmotor und Cluster?

Hausarbeit für:

Seminar: Regionale Innovationssysteme
WiSe 2006/2007
Mastermodul : Wirtschaftsstandorte und Dienstleistungssektoren

eingereicht von:

Robert Schwanitz
M.A. Gesundheitssysteme/Gesundheitswirtschaft
Mai 2008

Inhaltsverzeichnis

Einleitung

Mecklenburg-Vorpommern[1] ist eines von sechs ostdeutschen Bundesländern, das nach der Wende 1989 in die Bundesrepublik Deutschland integriert wurde. Das damalige Versprechen von Bundeskanzler Helmut Kohl die neuen Bundesländer schnell wieder in „blühende Landschaften" zu verwandeln ist selbst heute, 18 Jahre später, nur zum Teil erfüllt worden (vgl. Kohl, 1990). MV macht hier keine Ausnahme - im Gegenteil. So lag die Erwerbslosenquote 2006 bei 20,8% und damit höher als bei allen anderen Bundesländern (vgl. Statistisches Landesamt Mecklenburg-Vorpommern, 2007, 2).[2] Die gesamtwirtschaftliche Arbeitsproduktivität stagnierte bei 74,3% des allgemeinen Durchschnitts der Bundesländer in Deutschland (vgl. ebd., 1). Lediglich im land- und forstwirtschaftlichen Bereich so wie in der Fischerei wird dieses Niveau deutlich übertroffen. Auch im Lohnbereich bildet MV das Schlusslicht in Deutschland mit durchschnittlich 21.061 € pro Jahr je Arbeitnehmer. Hinzu kommt eine negative Bevölkerungsentwicklung (Abwanderung von 8.858 Menschen alleine 2006) und eine dadurch immer dünner werdende Besiedelung (nur 74 Einwohner je Quadratkilometer und damit erneut Schlusslicht in Deutschland) (vgl. Hermann, 2004, 1). Auch bei den Geburtenziffern liegt MV mit 1,25 Geburten pro Frau deutlich unter dem Bundesdurchschnitt von 1,34 was den Trend der abnehmenden Bevölkerungszahl weiter beschleunigen sollte (vgl. Niebuhr/Stiller, 2005, 327).

Die Zahlen verdeutlichen, dass MV direkt mehrere große Probleme zu bewältigen hat. Es fehlt vor allem an Arbeitsplätzen. Dies bedingt wiederum die Abwanderung, da speziell junge Leute keine Perspektive für einen zukunftsträchtigen Arbeitsplatz sehen. Es ist also notwendig Wirtschaftszweige zu entwickeln, die auf lange Sicht erfolgreich am Markt bestehen und gleichzeitig als Jobmotor für die Region dienen können. Die Land-, Forst- und Fischereiwirtschaft gehört in Deutschland sicherlich nicht mehr zu den zukunftsweisenden Branchen. Doch welche Stärken hat MV, die für den Aufbau oder Ausbau solcher Branchen geeignet wären?

---

[1] Im weiteren Verlauf dieser Arbeit als MV bezeichnet.
[2] Es werden überwiegend Zahlen aus den Jahren 2004-2006 zu Grunde gelegt, da diese vollständig für alle relevanten Wirtschaftsbereiche vorliegen.

MV ist ein Flächenland, wie die bereits benannte Einwohnerzahl pro Quadratkilometer deutlich macht. In dieser Fläche liegt auch ein Reiz, nämlich landschaftliche Schönheit und damit touristische Attraktivität. Diese ist auch in der bundesweit längsten Küstenlinie von rund 1.700 km begründet, so wie in den küstennahen Inseln Rügen, Usedom, Poel und Hiddensee, die als beliebte Reiseziele dienen. (vgl. MV das Landesportal, 2007). Zwar musste MV 2006 einen Rückgang in den Übernachtungszahlen hinnehmen, aber die allgemeine Tendenz hin zu steigenden Zahlen in diesem Bereich ist ungebrochen. So wurden 1995 noch 13,4 Millionen Übernachtungen registriert, während es 2004 24,4 Millionen waren und 2006 bereits wieder ein Anstieg auf 24,8 Millionen verbucht werden konnte. MV hat also in diesem Wirtschaftszweig deutlich zugelegt (vgl. Statistisches Landesamt MV, 2007, 63; Statistisches Amt MV, 2007).

Die Landesregierung von MV hat sich allerdings nicht nur zum Ziel gesetzt diesen erfolgreichen Wirtschaftszweig weiter auszubauen, sondern auch auf grundlegend neue Technologien und Verknüpfungen zu setzen. Die Landesinitiative „MV tut gut" ist zwar überwiegend auf die touristische Attraktivität MVs ausgerichtet, allerdings wird hier auch ein anderer Ansatz deutlich: Die Verknüpfung der Tourismusbranche mit der Gesundheitswirtschaft. Mit dieser Initiative wird verstärkt auf den Trend *Wellness* bzw. *Gesundheitstourismus* gesetzt, der sich in den letzten Jahren immer mehr als Wirtschaftsfaktor etabliert (vgl. Gruner+Jahr, 2005). Zusammen mit der traditionell starken Landwirtschaft kann hier für MV eine Chance liegen in einer zukunftsträchtigen Branche Fuß zu fassen.

Diese Arbeit hat zum Ziel diese Entwicklung in MV zu analysieren und zu bewerten. Hat sich in MV bereits ein Wirtschaftscluster mit den genannten Verknüpfungsmerkmalen herausgebildet, das für das Land eine Zukunftsperspektive auch für neue Beschäftigung bietet? Eine Definition von Cluster, zugeschnitten auf MV, wird im Laufe dieser Arbeit ebenfalls erfolgen. Diese Definition kombiniert mit der Darstellung der Gesundheitswirtschaft anhand der „Gesundheitszwiebel" (siehe Abb. 1) des Instituts Arbeit und Technik[3] soll die Basis für eine Analyse MVs in diesem wichtigen Wirtschaftszweig sein. Anhand eines Beispiels wird dargestellt, inwiefern es erfolgreiche Modelle dieser Art in MV gibt, und welche Impulse von Landesinitiativen wie „MV tut gut" und „Bio Con

---

[3] Das Institut Arbeit und Technik ist eine international tätige Einrichtung zur Erforschung und Gestaltung von Veränderungsprozessen in Wirtschaft, Politik und Gesellschaft (vgl. www.iatge.de).

Valley" ausgehen. Im Fazit folgt ein Ausblick und eine Bewertung auf Basis der vorliegende Daten und Erkenntnisse, ob die wirtschaftliche Zukunft MVs im Bereich der Gesundheitsbranche, Tourismus und Wellness liegen kann, und ob damit die Gesundheitswirtschaft als Job- und Zukunftsmotor für MV geeignet ist.

1. Die Gesundheitswirtschaft in MV

In dem nun folgenden Kapitel sollen die Stärken und Schwächen MVs im Bereich der Gesundheitswirtschaft dargestellt werden. Dabei wird ein ganzheitlicher Ansatz verfolgt, der sich an der Definition von Gesundheitswirtschaft des Instituts Arbeit und Technik orientiert (Abb. 1).

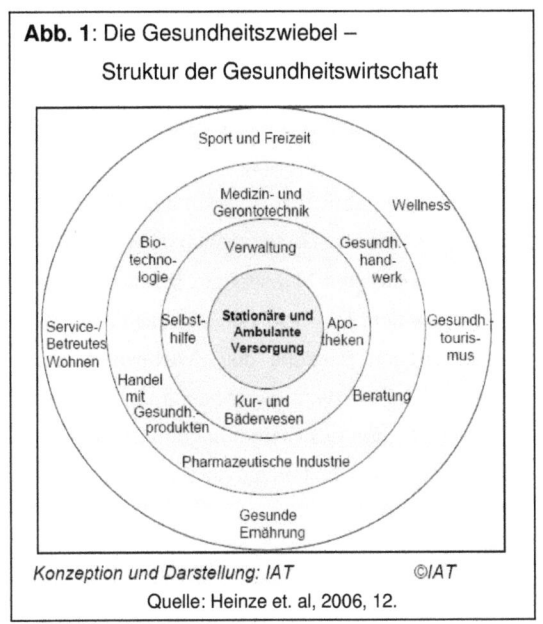

Abb. 1: Die Gesundheitszwiebel –
Struktur der Gesundheitswirtschaft

Konzeption und Darstellung: IAT   ©IAT
Quelle: Heinze et. al, 2006, 12.

Diese Form der Darstellung hat direkt mehrere Vorteile gegenüber einer konventionellen Betrachtung, die nur den ambulanten, stationären, Apotheken- und Reha-Sektor des Gesundheitswesens berücksichtigt. In Abb. 1 ist das der innerste Bereich der Zwiebel und damit das *Kernelement* um das alle anderen Bereiche angeordnet sind. Er umfasst die personal- und beschäftigungsintensiven Dienstleistungsbereiche wie z.B. Krankenhäuser und Rehabilitationseinrichtungen.

- 4 -

Die angrenzende Schicht enthält die *Vorleistungs- und Zuliefererindustrie* auf die der innere Bereich zur Erfüllung seiner Dienstleistungen zurückgreifen muss. Diese beinhaltet als wichtigste Komponenten die pharmazeutische Industrie so wie die Medizin- und Gerontotechnik. Der *Randbereich* der Zwiebel zeigt wiederum Branchen, die ihr Dienstleistungsangebot mit dem aus den Kernbereichen der Gesundheitswirtschaft verbinden. Hierunter fallen Branchen wie Gesundheitstourismus, Wellness oder auch Wohnen (vgl. Heinze et al., 2006, 12). Der Vorteil dieser Definition von Gesundheitswirtschaft für die Betrachtung von MV liegt auf der Hand. Dieser Ansatz erlaubt erste Einblicke in mögliche Verknüpfungen und Kooperationen im Bereich der Gesundheitswirtschaft und ist somit wertschöpfungsübergreifend. Kooperationen und Beziehungen untereinander sind in dieser Form der Darstellung berücksichtigt. Bestehende Cluster können so abgebildet und direkt in den Kontext der Gesundheitswirtschaft eingeordnet werden.

Das Hauptaugenmerk liegt in dieser Arbeit v.a. auf dem *Randbereich*, da hier Innovationspotentiale und neue Formen von Kooperation verstärkt auftreten können. Diese gehen über die klassisch bestehenden Kooperationen und Wirtschaftsbeziehungen, z.B. von den genannten Zulieferindustrien zum *Kernbereich* hinaus und eröffnen neue Wachstumschancen speziell in MV mit seiner gut ausgebauten touristischen Infrastruktur. Diese Überlegung wird in den Kapiteln 1.3 und 1.4 aufgegriffen. Im Folgenden wird die Gesundheitswirtschaft in MV anhand der verschiedenen Bereiche des Zwiebelmodells näher erläutert. Dabei wird von innen nach außen vom *Kernbereich* über die *Vorleistungs- und Zulieferindustrie* bis zum *Randbereich* vorgegangen. Darüber hinaus wird eine Begriffsdefinition für Cluster, zugeschnitten auf die Situation in MV erfolgen.

1.1 Der *Kernbereich*

Der *Kernbereich* spielt in allen Überlegungen zur Gesundheitswirtschaft eine wichtige Rolle, da hier die Substanz geschaffen wird, von der die angeschlossenen Bereiche weitgehend abhängig sind. Ohne Krankenhäuser, Reha-Einrichtungen, Praxen etc. besteht keine Notwendigkeit für Zulieferindustrien. Genauso bestünde keine Möglichkeit für den Tourismus seine Dienstleistungen mit denen der Gesundheit zu verknüpfen. Umgekehrt muss man natürlich genauso feststellen, dass der *Kernbereich* ohne die entsprechende

Versorgung durch die Zulieferer seine Dienstleistungen nicht erbringen könnte, hier also auch eine gewisse Abhängigkeit besteht. Der *Randbereich* nimmt eine etwas andere Position ein, die allerdings zunehmend wichtiger wird. Sicher ist das gegenseitige Abhängigkeitsverhältnis hier nicht so stark, allerdings ist durch den Kostensenkungsdruck im Bereich des Gesundheitswesens in den letzten Jahren der Bedarf für den *Kernbereich* größer geworden neue Finanzquellen zu erschließen, die eben genau in diesem *Randbereich* liegen können. Es kann also durchaus erwartet werden, dass zwischen diesen Bereichen ein neues gegenseitiges Abhängigkeitsverhältnis entsteht von dem beide Seiten profitieren.

1.1.1 Stationärer Bereich - Krankenhäuser

Der Kostensenkungs- und Konsolidierungsdruck ist auch in MVs *Kernbereich* zu beobachten. So reduzierte sich die Anzahl der Krankenhäuser von 1991 bis 2005 von 47 auf 34. Folgerichtig verringerte sich im selben Zeitraum auch die Anzahl der verfügbaren Betten von 16.008 auf 10.232. Damit hat MV eine Bettendichte von 60 Betten auf 10.000 Einwohner und liegt damit leicht unter dem Bundesdurchschnitt von 63,5 Betten. Die Gesamtkosten der Krankenhäuser stiegen 2005 auf 1,224 Mrd. Euro, was einem Anstieg um 1,9% verglichen mit dem Jahr 2004 entspricht. Positive Entwicklungen sind insbesondere im Bereich der Fallzahlen, Fallkosten so wie der durchschnittlichen Verweildauer zu nennen. So stieg die Fallzahl auf insgesamt 383.653 behandelte stationäre Fälle. Dies entspricht einem Zuwachs um 2,8% gegenüber 2004. 2.891 Euro betrug die durchschnittliche Aufwendung pro Behandlungsfall. Dies liegt ebenfalls deutlich unter dem Bundesdurchschnitt von 3.371 Euro. Die durchschnittliche Verweildauer, ein entscheidender Faktor bei der Berechnung der Fallpauschalen, konnte auf 7,9 Tage gesenkt werden. Der Bundesdurchschnitt liegt hier bei 8,6 Tagen. Die Bettenauslastung lag 2005 mit 81,1% ebenfalls deutlich über dem Bundesdurchschnitt von 75,6% (vgl. Statistisches Landesamt MV, 2007, 84-85). Abbildung 2 fasst diese Entwicklung anhand der genannten Zahlen und einiger weiterer Indikatoren noch einmal zusammen.

Es ist deutlich geworden, dass die Krankenhauslandschaft in MV in den letzten Jahren tief greifende Veränderungen durchlaufen hat, was sich vor allem in der Anzahl der Krankenhäuser und der Bettendichte widerspiegelt. Hier hat eine deutliche Konsolidierung auf Grund von Kosten- bzw. Reformdruck stattgefunden.

Diese Entwicklung scheint allerdings vollendet zu sein, da die Zahlen der letzten Jahre eine gleich bleibende Tendenz aufweisen und sich in einigen Bereichen deutliche Stärken ausbilden, wie es etwa durch steigende Fallzahlen oder der durchschnittlichen Verweildauer deutlich wird. Zusammenfassend lässt sich sagen, dass die Krankenhauslandschaft in MV gut aufgestellt ist, es allerdings in den nächsten Jahren gilt diese Stellung zu behaupten und auszubauen.

Abb. 2: Übersicht Krankenhaus und Reha Bereich MV

Merkmal	Maß-einheit	1991	2003	2004	2005	Veränderung zum Vorjahr %
Krankenhäuser	Anzahl	47	35	34	34	0
Aufgestellte Betten	Anzahl	16 008	10 772	10 390	10 232	- 1,5
Stationär Behandelte [1]	Anzahl	343 741	393 123	373 349	383 653	+ 2,8
Berechnungs- und Belegungstage [1]	1 000	4 470	3 129	3 040	3 029	- 0,4
Durchschnittliche Verweildauer	Tage	13	8	8,1	7,9	- 2,5
Bettenauslastung	%	76,5	79,6	79,9	81,1	x
Gesamtkosten der Krankenhäuser	Mill. EUR	600,9	1 197,2	1 201,3	1 224,7	+ 1,9
dar.: Personalkosten	Mill. EUR	378,5	764,5	769,9	769,3	- 0,1
Sachkosten	Mill. EUR	517,1	421,9	420,1	443,7	+ 5,6
dar.: bereinigte Kosten	Mill. EUR	571,9	1 106,3	1 102,4	1 109,3	+ 0,6
je Behandlungsfall [1]	EUR	1 664	2 814	2 953	2 891	- 2,1
je Bett	EUR	35 724	102 701	106 099	108 411	+ 2,2
je Berechnungs- und Belegungstag [1]	EUR	128	354	363	366	+ 0,8
Vorsorge- oder Rehabilitationseinrichtungen	Anzahl	23	63	65	64	- 1,5
Aufgestellte Betten	Anzahl	2 422	10 787	10 863	10 732	- 1,2
Stationär Behandelte	Anzahl	14 320	111 821	111 320	115 919	+ 4,1
Pflegetage	1 000	505	2 800	2 783	2 843	+ 2,2
Durchschnittliche Verweildauer	Tage	35,3	25	25	24,5	- 2,0
Bettenauslastung	%	57,1	71,1	70,0	72,6	x

1) einschließlich Stundenfällen

Quelle: Statistisches Landesamt MV, 2007, 85.

1.1.2 Ambulanter und Reha-Sektor

Rund 40% der 6.260 Ärzte in MV übten ihren Beruf 2005 in einer eigenen Praxis aus. Damit blieb die Quote verglichen mit dem Vorjahr nahezu unverändert und im Bereich des Bundesdurchschnitts von 40,8%. Problematisch ist in diesem Bereich v.a. die Quote der über 60-jährigen. Sie betrug mit 24,9% deutlich mehr als der Bundesdurchschnitt von 18,9%. MV steht hier eindeutig vor der Herausforderung in den nächsten Jahren für Nachwuchs zu sorgen will man den schon fast erreichten Bundesstandard der ärztlichen Versorgung halten (jeder Arzt versorgt durchschnittlich 273 Einwohner verglichen mit 268 Einwohnern pro Arzt bundesweit).

Wie Abb. 2 deutlich macht, ist MV im Bereich der Rehabilitationseinrichtungen stark aufgestellt und verzeichnete in der Zeit von 1991 bis 2005 eine Steigerung der Anzahl dieser Einrichtungen von 23 auf 63. Gleichzeitig erhöhte sich natürlich auch die Bettenkapazität drastisch und diese wurde auch genutzt, was die steigenden Fallzahlen und die Bettenauslastung belegen. Abb. 3 verdeutlicht noch einmal MVs Stärke in diesem Bereich im Vergleich aller Bundesländer. Bemerkenswert sind hier nicht die aufgestellten Betten, sondern vielmehr die Anzahl der Betten bezogen auf 10.000 Einwohner, die in Abb.3 mit dem Pfeil gekennzeichnet ist. MV muss trotz dieser guten Ausgangsposition auch hier den veränderten Strukturbedingungen im Gesundheitswesen Rechnung tragen. So werden mittlerweile deutschlandweit nur noch für 10% der insgesamt 17 Mio. Kurgäste die Aufenthalte von der jeweiligen Krankenkasse voll übernommen (vgl. Gruner+Jahr, 2005, 2). Natürlich ist es richtig, dass durch den demographischen Wandel und die erhöhte Bereitschaft der Menschen auch privates Geld über ihre Versicherungen hinaus für ihre Gesundheit auszugeben, neue wirtschaftliche Chancen entstehen. In der Vergangenheit waren jedoch speziell die Rehabilitationseinrichtungen nicht auf privaten Wettbewerb eingestellt, da sie einen öffentlichen Versorgungsauftrag hatten, der über die Sozialversicherungen finanziert wurde. Dies hat sich mit den Gesundheitsreformen der vergangen Jahre geändert. Medical Wellness und die Erschließung neuer Geschäftsfelder in diesem Bereich verknüpft mit Tourismus müssen für diese Einrichtungen zusätzlich in den Fokus rücken. Hinzu kommt das Modell der integrierten Versorgung. Hier ist es wichtig neue Kooperationen mit Kliniken einzugehen, um diesen Trend nicht zu verpassen. Eine Öffnung nach außen und eine erhöhte Bereitschaft am Markt attraktive Produkte anzubieten, die über die Sozialversicherungsangebote hinausgehen wird zukünftig eine große Rolle spielen (vgl. Heinze et al., 2006, 27ff.; vgl. Gruner+Jahr, 2005; vgl. Heinze, 2006, 223).

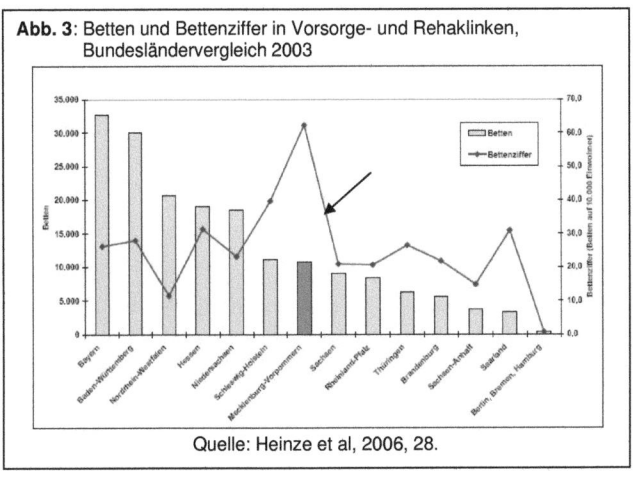

Abb. 3: Betten und Bettenziffer in Vorsorge- und Rehakliniken, Bundesländervergleich 2003

Quelle: Heinze et al, 2006, 28.

1.2 Der Clusterbegriff

Bevor nun die *Vorleistungs- und Zulieferindustrie* so wie der *Randbereich* einer näheren Analyse unterzogen werden, soll der Begriff des Clusters näher definiert werden, um die Analyse dieser Bereiche unter Verwendung dieses Begriffs zu ermöglichen. In den letzten Jahren hat der Clusterbegriff zunehmend Verwendung gefunden und ist in der Politik zum Synonym für eine erfolgreiche Standortpolitik geworden. Die Frage stellt sich also, was unter diesem positiv besetzten Begriff zu verstehen ist.

Ursprünglich entstammt der Clusterbegriff den Naturwissenschaften. Er beschreibt eine Menge von losen Einzelteilen (z.b. Moleküle), die sich zu Trauben zusammenfinden und damit als Ganzes anzusehen sind. In den Sozialwissenschaften beschreibt das Cluster den Zusammenhang zwischen verschiedenen Branchen, Unternehmen, Institutionen je nach dem auf welcher Analyseebene die Bewertung stattfindet (vgl. Bruch-Krumbein/Hochmuth, 2000, 24).

Der ökonomisch geprägte Clusterbegriff entzieht sich einer eindeutigen Definition, da er seit Anfang der neunziger Jahre ständig weiterentwickelt wurde. Sicherlich auch befördert durch die zunehmende Verwendung des Begriffs im Zusammenhang mit Regional- bzw. Standortpolitik. PORTER hat zu dieser Diskussion einen wesentlichen Beitrag geleistet, wobei er Cluster nicht auf eine räumliche Maßstabsebene begrenzt, sondern diese sowohl eine lokale als auch eine nationale bzw. internationale Ausdehnung haben können. Generell beschreibt er Cluster als

> „[...] eine geographische Konzentration miteinander verbundener Unternehmen, spezialisierter Zulieferer und Dienstleister, Unternehmen in verwandten Branchen und weitere Organisationen z.B. Universitäten, Standardagenturen, Industrieverbände in einem bestimmten Bereich (Branche, Technologiefeld), die miteinander im Wettbewerb stehen und gleichzeitig kooperieren." (Porter 1998, 197ff.; zit. n. Kiese/Schätzl, 2008, 10)

PORTERS spätere Arbeiten zeigen allerdings eine Fokussierung auf die lokale Ebene als Steuerungsebene für Cluster und die Voraussetzungen auf mikroökonomischer Ebene für den Erfolg von Regionen. Wie das Zitat auch deutlich macht haben sich seine früheren Arbeiten eher mit der nationalen Wettbewerbsfähigkeit von bestimmten Branchen auseinandergesetzt, wobei der Fokus auf den Faktoren Strategie, Konkurrenz, politische Einflussnahme und

Zufall liegt (vgl. Kiese/Schätzl, 2008, 10)[4]. PORTERS Definition kann als Ausgangspunkt der modernen Clusterforschung gesehen werden. Seine Definition wurde von vielen Seiten weiterentwickelt und kritisiert. REHFELD beschreibt in seinen Arbeiten ein Cluster als „eine räumliche Konzentration von Elementen einer Produktionskette" (REHFELD, 1998, 32). Seine Definition geht also über die von PORTER hinaus, da er nicht nur eine räumliche Konzentration und Kooperation unterstellt, sondern einen Produktionsprozess der von der Herstellung über die Entwicklung und Vermarktung eines Produktes geht. Kritik an REHFELDS Definition richtet sich auf den Ausschluss von lateralen und horizontalen Beziehungen. KIESE/SCHÄTZL sehen in Clustern mehr als reine Produktionsketten wie REHFELD sie beschreibt. Cluster haben auch einen innovativen Charakter. Dies bedeutet, dass Wettbewerb und Konkurrenz vorhanden sind, die zu einem Austausch z.B. mit Forschungs- und Bildungseinrichtungen führen aber auch durch Werte, Normen und Regeln bestimmt werden. Abb. 4 verdeutlicht diesen Ansatz und stellt die unterschiedlichen Dimensionen des Clusters nach KIESE/SCHÄTZL dar.

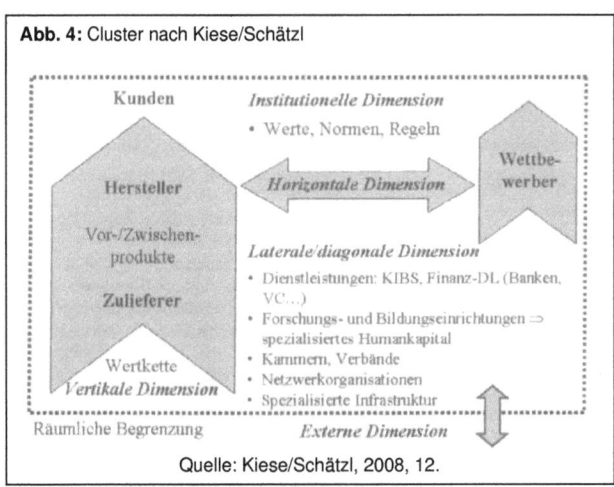

Abb. 4: Cluster nach Kiese/Schätzl

Quelle: Kiese/Schätzl, 2008, 12.

Dabei werden die Beziehungen innerhalb des Clusters deutlich. Beziehungen zu Wettbewerbern werden durch die *horizontale Dimension* dargestellt, die wiederum durch die *laterale/diagonale Dimension* ergänzt wird, die von Verknüpfungen mit Dienstleistern, Bildungseinrichtungen etc. ausgeht. Der eigentliche Produktionsprozess wird durch die *vertikale Dimension* dargestellt. Dies ist die

---

[4] vgl. hierzu „Porters Diamant"

Dimension, die REHFELD vorwiegend in seiner Definition verwendet. KIESE/SCHÄTZL haben diese wiederum erweitert und dadurch eine breitere Erfassung von Clusterbeziehungen möglich gemacht. Durch die *externe* und *institutionelle Dimension* wird das Bild vervollständigt. Dabei geht die *externe Dimension* speziell auf Einflüsse von außen ein, die das Cluster direkt betreffen können wie z.B. politische Entscheidungen. Insgesamt erscheint die Clusterdefinition von KIESE/SCHÄTZL als gut geeignet um regionale Cluster zu identifizieren und einzuordnen und auch den innovativen Charakter zu betonen. Bezogen auf MV wird allerdings eine Dimension vernachlässigt. In MV gibt es speziell für die Entwicklung der Gesundheitswirtschaft Förderprogramme, die sich mit der Entwicklung von Netzwerken und Clustern befassen (Diese werden in den Kapiteln 1.3 und 1.4 näher erläutert). Diese würden nach KIESE/SCHÄTZTL in die *externe Dimension* fallen, allerdings können diese Programme auch als Bestandteil des Clusters gesehen werden, da sie eine aktive Rolle bei der Bildung von Netzwerken[5] einnehmen, die häufig Voraussetzung bzw. Bestandteil von Clustern sind. Zur besseren Einordung dieser Programme bieten BRUCH-KRUMBEIN/HOCHMUTH einen Ansatz. Hier wird zwischen *ökonomischen* und *politischen* Clustern unterschieden. Dabei deckt sich die Definition des *ökonomischen* Clusters weigehend mit der von KIESE/SCHÄTZL, wobei das *politische* Cluster explizit eine separate Definition erhält:

> „Regionale ökonomische Prozesse könne mit regionalen politischen Interessen verflochten sein. Eine derartige Verflechtung muß jedoch keineswegs immer gegeben sein; die Bezüge zwischen Ökonomie und Politik auf regionaler Ebene reichen von hochkomplexen Verflechtungsstrukturen über „partielle private partnerships" bis hin zu einem weitgehend unverbunden Nebeneinander." (Bruch-Krumbein/Hochmuth, 2000, 35)

Die mögliche Abgrenzung von politischer und ökonomischer Ebene führt für den Begriff des *politischen* Clusters zu folgender Definition:

> „[...] bezeichnet der des Politikclusters ein Set von auf die ökonomischen Strukturen orientierten (d.h. z.B. mit Unternehmen interagierenden) räumlich konzentrierten Akteuren und Organisationen. [...], daß der Begriff Politikcluster auf das Vorhandensein von paßfähigen Organisationen und Einrichtungen fokussiert und weder aktionsleitende Werte und Normen einschließt noch von vornherein Aussagen darüber trifft, ob bzw. in welchem Umfang diese Organisationen miteinander kooperieren." (Bruch-Krumbein/Hochmuth, 2000, 36)

---

[5] Netzwerke werden in dieser Arbeit explizit von Clustern abgegrenzt und folgendermaßen definiert: Eine Ansammlung sozialer Beziehungen, die mindestens drei Akteure (Individuen oder Organisationen) einbeziehen und durch redundante, unvollständig spezifizierte Beziehungen gekennzeichnet sind (vgl. Fritsch, 2001, 27; zit. n. Kiese/Schätzl, 2008, 11). Netzwerke sind häufig Bestandteile von Clustern.

Dieses Zitat macht deutlich, dass auch in der Definition von KIESE/SCHÄTZTL die politische Einflussnahme in der *lateralen/diagonalen Dimension* eine Rolle spielt. Sie wird aber nicht als ein mögliches separates Cluster aufgeführt. Im Hinblick auf die Untersuchung in MV erscheint diese Trennung auf Basis der politischen Förderprogramme aber sinnvoll.

1.2.1 Einordnung des Clusterbegriffs in das Analyseschema

Der Clusterbegriff kann vielfältig definiert werden und ist stetig weiterentwickelt worden. Die diskutierte Literatur gibt dabei nur einen Ausschnitt aus der Clusterdiskussion wieder, die in den letzten Jahren an Aktualität und Vielfältigkeit auf Grund der zunehmenden Verwendung des Begriffs in Wirtschaft und Politik gewonnen hat. Das vorgeschlagene Modell für ökonomische Cluster von KIESE/SCHÄTZL stellt dabei einen der aktuellsten Versuche dar die Komplexität von Clustern übergreifend zu erfassen. In Kombination mit der Definition für politische Cluster von BRUCH-KRUMBEIN/HOCHMUTH kann eine Analyse der Gesundheitswirtschaft MVs im Hinblick auf die Existenz von Clustern erfolgen. Die bereits durchgeführte Analyse des Kernbereichs anhand der „Gesundheitszwiebel" ist hier kein Gegensatz, sondern vielmehr die Basis, da dieses Modell bereits einen wertschöpfungsübergreifenden Ansatz verfolgt, und durch die nähere Erläuterung des Clusterbegriffes lediglich eine tiefere Analyse im weiteren Verlauf dieser Arbeit möglich geworden ist. Dabei wird der *Vorleistungs- und Zulieferbereich*, so wie der *Randbereich* auf vorhandene Cluster geprüft und in das vorgestellte Clustermodell eingeordnet. Ein Unternehmen, das bereits einen wertschöpfungsübergreifenden und gleichzeitig innovatives Konzept verfolgt wird exemplarisch vorgestellt. Insgesamt soll diese Einordnung als Gradmesser dienen, ob MV in diesem Bereich Fortschritte macht, da erfolgreich etablierte Cluster ein Indikator für eine erfolgreiche Standortpolitik darstellen. Dies kann zur Klärung der Ausgangsfrage beitragen, ob die Gesundheitswirtschaft in MV in Zukunft eine erfolgreiche Branche sein kann.

1.3 Die *Vorleistungs- und Zulieferindustrie*

In MV liegt der Schwerpunkt in diesem Bereich eindeutig auf den Bereichen Gesundheitshandwerk und Biotechnologie. Im Gesundheitshandwerk sind ca.

2500 Menschen beschäftigt (vgl. Heinze et al., 2006, 34). Dieser Industriezweig arbeitet dem *Kernbereich* zu oder, wie in den letzten Jahren verstärkt zu beobachten, etabliert sich zunehmend als Vorleister für Biotechnologieunternehmen. Diese Unternehmen werden durch das Projekt BioCon Valley gefördert. Die Landesinitiative wurde speziell für die Ansiedlung von Firmen im biotech Bereich eingerichtet und ist seit 1996 mit Büros in Greifswald, Groß Lüsewitz und Rostock vertreten. Im Laufe der Zeit wurde die Stoßrichtung der Netzwerkinitiative auf die gesamte Gesundheitswirtschaft ausgeweitet und stellt nun einen Anlaufpunkt für Neugründungen von Unternehmen in dieser Branche dar. Ende 2006 zählte die Initiative 131 Mitglieder. Im biotech Bereich wurde der „ScanBalt" Verbund mit initiiert. Dieser besteht aus regionalen Schwerpunkten in verschiedenen Ländern rund um die Ostsee, die ihre Kompetenz in diesem Bereich bündeln und ausbauen wollen. Das Ziel ist es, hier ein Cluster zu bilden, was gegenüber dem ostasiatischen und dem amerikanischen Raum konkurrenzfähig ist (vgl. BioCon Valley, 2006, 18). Für MV ergibt sich hier das Problem eines Marktes mit hohem internationalem Konkurrenzdruck. Die Biotechnologie und auch die verwandte Medizintechnik haben sich zu Branchen entwickelt, die international agieren und konkurrieren. Amerika und der ostasiatische Raum haben einen hohen Forschungsvorsprung und diesen aufzuholen wird für MV eine große Herausforderung. Der Ansatz von „ScanBalt" ist in diesem Zusammenhang richtig, allerdings kann selbst ein Cluster der Anreinerstaaten der Ostsee bestenfalls langfristig Erfolge aufweisen. Hierzu ist es notwendig den internationalen Markt zu beobachten und Stärken im Bildungs- bzw. Forschungsbereich auszubauen. Speziell MV muss hier Aufbauarbeit leisten, da die beiden Universitäten des Landes Rostock und Greifswald nicht auf diesen Schwerpunkt ausgerichtet sind. Weiterhin sollten finanzielle Anreize geboten werden, damit sich Unternehmen niederlassen. MV muss für diesen Bereich Fördergelder bereithalten, um das Ziel konkurrenzfähig zu werden, und damit auch Arbeitsplätze zu schaffen, erreichen zu können (vgl. Heinze et al., 2006, 34ff.).

1.3.1 Einordung der *Vorleistungs- und Zulieferindustrie* als Cluster und in die Gesundheitswirtschaft

Die *Vorleistungs- und Zulieferindustrie* spielt für MV im Moment noch keine wesentliche Rolle. Die Beschäftigtenzahlen sind nicht hoch, allerdings ist die Landesregierung bemüht speziell im Bereich der Biotechnologie Akzente zu setzen und zu fördern. Der Netzwerkansatz „ScanBalt" geht in die richtige Richtung und versucht Kompetenzen zu bündeln und auszubauen. Er ist in die *horizontale* Dimension von KIESE/SCHÄTZL einzuordnen, da hier Wettbewerber miteinander kooperieren und dadurch Synergieeffekte schaffen. Ein funktionierendes Cluster ist allerdings noch nicht zu beobachten. Dafür sind die Strukturen zu wenig entwickelt und spielen eine zu kleine Rolle im Rahmen der Gesundheitswirtschaft. Allerdings gibt es auch im Bereich der *lateralen/diagonalen* Dimension Bewegung. Die BioCon Valley Netzwerkinitiative ist ein guter Anlaufpunkt für Unternehmen der Gesundheitswirtschaft, bündelt Kompetenzen und führt Akteure zusammen. Dies kann durchaus als *politisches* Cluster gesehen werden. Eine aktive Verflechtung von Unternehmen mit der Politik findet hier statt. Kritisch muss wiederum auf dieser Ebene gesehen werden, dass Universitäten und Fachhochschulen speziell im Bereich der Biotechnologie erst Kompetenzen aufbauen müssen. Dies muss ebenfalls durch die Politik gefördert werden. Ausgehend vom Studienangebot der Universitäten und Fachhochschulen findet dies bis jetzt zu wenig statt, auch wenn die Universitäten in Rostock und Greifswald hier zunehmend Forschungsschwerpunkte setzen. Für den hochqualifizierten und –spezialisierten Bedarf der Biotech Unternehmen ist dies eine zwingende Voraussetzung (vgl. Studien- und Forschungsangebot der Universitäten Rostock und Greifswald so wie der Fachhochschulen Neubrandenburg, Stralsund und Wismar).

Insgesamt kann die *Vorleistungs- und Zulieferindustrie* als aufstrebendes Cluster gesehen werden, allerdings wird MV durch die Etablierung dieses Teils der Gesundheitswirtschaft sein Beschäftigungsproblem nicht lösen können. Dafür wird der Schwerpunkt zu sehr auf die Biotechnologie gelegt, die nicht als beschäftigungsintensiv bezeichnet werden kann. Selbst wenn von einer Wachstumsquote im Bereich von 5-10% die Rede ist, garantiert hier ein Spitzenplatz höchstens die Hoffnung auf Kapitalzuflüsse und erhöhte

Aufmerksamkeit für die Universitäten und Forschungsunternehmen, was natürlich durchaus auch Beschäftigungseffekte nach sich ziehen kann. Allerdings nicht einer Größenordnung, die MVs Arbeitsmarktzahlen signifikant verbessern wird (vgl. ebd., 33).

1.4 Der *Randbereich*

Stellt sich die Situation in der *Vorleistungs- und Zulieferindustrie* noch als entwicklungsbedürftig dar, profitiert MV im *Randbereich* von mehreren guten Voraussetzungen und etablierten Strukturen.

Der Tourismus ist dabei von großer Bedeutung. MV kann auf eine gute Infrastruktur zurückgreifen, wie bereits in der Einleitung dargestellt. Intakte Landschaften tragen ebenso dazu bei wie die Beliebtheit MVs als Reiseziel innerhalb Deutschlands. So wurde MV 2003 erstmals das beliebteste Ferienland in Deutschland (vgl. Heinze, 2006, 221). Die Prognosen für diesen Wirtschaftszweig sind ebenfalls positiv, analysiert man die Zahlen der letzten Jahre (siehe Einleitung). Die zahlreichen Reha- und Kur-Einrichtungen spielen ebenfalls eine wichtige Rolle. MV ist hier gut aufgestellt, im Besonderen im Hinblick auf den demographischen Wandel. Dieder eröffnet v.a. die Chance die kaufkräftige Gruppe der Senioren anzusprechen, die verstärkt bereit sind in ihre Gesundheit privates Geld zu investieren. MVs mildes Ostseeklima genauso bei wie der Wunsch der älteren Generation nach guter medizinischer Betreuung auch während des Urlaubs und die räumliche Nähe, die einen kurzen Anfahrtsweg möglich macht, gehören dabei zu den Pluspunkten (vgl. Heinze et al., 2006, 325).

Die Chancen für eine Nachfragesteigerung in diesem Bereich stehen also gut. Die Trends, die diese guten Voraussetzungen in MV zusammen bringen mit dem Gedanken der Gesundheit sind v.a. die Bereiche *Wellness, Gesundheitstourismus* und *Gesunde Ernährung* der „Gesundheitszwiebel".

1.4.1 *Wellness* und *Gesundheitstourismus*

Der *Gesundheitstourismus* umfasst sowohl die krankheitsbedingte Reise in eine Klinik, Reha Einrichtung etc. als auch die aus steigendem Gesundheitsbewusstsein heraus unternommenen Reisen, die auf Fitness, Wohlfühlen und Entspannung ausgerichtet sind (vgl. Heinze et al., 2006, 23).

Wellness kann ein Bestandteil dieser Reise sein oder Hauptzweck. Als eine spezielle Form im Bereich des *Gesundheitstourismus* hat sich der Medical-Wellness Urlaub etabliert. Hierbei werden klassische touristische und medizinische Angebote zu einem neuen Produkt verknüpft. Generell gilt, dass der *Gesundheitstourismus* und im Besonderen Medical-Wellness in den nächsten Jahren an Bedeutung gewinnen werden. 29% der Bundesbürger stuften 2004 das Urlaubsmotiv Gesundheit als besonders wichtig ein. Bei konstant 11% liegt das Interesse an Fitness im Urlaub. 2003 haben rund 2,6 Mio. Bundesbürger einen Gesundheits-, Fitness- oder Wellnessurlaub verbracht. Das Potential für Medical-Wellness Urlaube wird auf ca. 250 Mio. € europaweit geschätzt (vgl. Gruner+Jahr, 2005, 1).

MV ist auf einem guten Weg von diesem Trend zu profitieren. Nur Bayern (20,5%) und Niedersachsen (6,6%) liegen beim Anteil der Gesundheitsreisen vor MV (5,7%) (vgl. Heinze et al., 2006, 24). Doch wie sieht eine erfolgreiche Umsetzung dieses Konzepts vor Ort aus? Dies wird nun exemplarisch anhand des Unternehmens Medigreif dargestellt.

1.4.2 Exkurs: Das Unternehmen Medigreif

Medigreif gehört zu den wenigen unternehmerischen Erfolgsgeschichten in MV, die schon kurz nach der Wende 1990 ihren Anfang nahm. Damals gründete Dietmar Enderlein mit drei Kollegen die Medigreif GmbH und wurde ihr erster Geschäftsführer. Enderlein ist ein ehemaliger hochrangiger Militärarzt der nationalen Volksarmee der DDR. Er bewies damals unternehmerisches Gespür und auch Mut das Geschäftsfeld Gesundheit in MV zu erschließen (vgl. DIE ZEIT, 2005).

Der Ausgangspunkt war der Erwerb des Geländes der militärmedizinischen Sektion der DDR in Greifswald. Heute ist dies der Hauptstandort der Medigreif Unternehmensgruppe. Dieser besteht aus einem Krankenhaus mit dem Schwerpunkt Geriatrie, einer Berufsfachschule, einem Gesundheitssport- und Wellnesszentrum, einer Seniorenresidenz, einem medizinischen Fachhaus, zuständig für die Wartung und den Vertrieb verschiedener medizinischer Produkte, einem Hotel und der Firma Medbau, zuständig für die Planung von Bauprojekten und Prozesssteuerung. Die Firma unterhält weitere Einrichtungen in Heringsdorf und auch außerhalb von MV in Sachsen Anhalt und in Boizenburg in der Nähe von Hamburg. Insgesamt umfasst Medigreif 23 Unternehmen mit 1.845 Beschäftigten und einem Umsatz von 146 Mio. € im Jahr 2007, der seit Unternehmensgründung stetig gestiegen ist (vgl. Medigreif, 2008).

Die Ausrichtung des Unternehmens wird durch die Beschaffenheit des Hauptstandortes deutlich. Im Mittelpunkt steht die Klinik, aber Medigreif setzt nicht nur auf den *Kernbereich*. Der Schwerpunkt liegt nicht im *Vorleistungs- und Zulieferbereich*, obwohl auch hier durch das medizinische Fachhaus ein Ansatz vorhanden ist. Das Hauptaugenmerk liegt auf einer Kombination aus *Rand-* und *Kernbereich*. Durch die parallele Ansiedlung von Krankenhaus, Hotel, Wellnesseinrichtung und Seniorenresidenz werden dem *Kernbereich* der medizinischen Versorgung Elemente des *Randbereichs* hinzugefügt. Dies ermöglicht die Umsetzung des Konzeptes Gesundheitstourismus. Die Kombination aus medizinischer Versorgung und Tourismus wird durch die ansprechende Landschaft und die direkte Nachbarschaft eines Golfplatzes weiter betont. So können Angebote miteinander verknüpft werden, die einen innovativen Charakter haben und neue Dienstleistungen darstellen. Das Golfwochenende im Hotel kann z.B. mit einem medizinischen Check-up verbunden werden (vgl. ebd., 2008).

Medigreif zeigt, dass Gesundheitstourismus in MV nicht nur eine Theorie ist, sondern erfolgreich gestaltet und durchgeführt werden kann. Eine Kombination aus *Kern-* und *Randbereich* wird hier wertschöpfungsübergreifend unter dem Dach eines Unternehmens demonstriert.

1.4.3 *Gesunde Ernährung*

MV ist ein klassisches Agrarland. 2005 wurden 36% der Produktion im produzierenden Gewerbe in der Agrarwirtschaft erbracht (vgl. Heinze et al., 2006, 30). Hieraus ergeben sich Möglichkeiten der Kooperation, die speziell dem Trend der gesunden Ernährung und dem verstärkten Konsum von Bio Produkten Rechnung tragen. Dabei hat das Erzeugen der Produkte vor Ort direkt mehrere Vorteile:

- Kurzer Weg zum Konsumenten
- Frische der Produkte
- Kurzfristige Reaktion auf Konsumentenwünsche

- Möglichkeit der Profilierung durch regional einzigartige Produkte

Diese Möglichkeiten werden bezogen auf die Gesundheitswirtschaft noch nicht ausreichend genutzt. So gibt es im Bereich Wellness zahlreiche Anwendungen, die auf landwirtschaftlich erzeugten Produkten beruhen. Die Agrarwirtschaft in MV hat diesen Trend allerdings noch nicht für sich entdeckt /vgl. ebd., 2006, 31). Auch sollte versucht werden ein einheitliches Marketingprofil zu schaffen, dass regionale Produkte aus MV auch als solche ausweist und damit ein Alleinstellungs- und Profilierungsmerkmal für den Standort MV erreicht. Im Zuge dessen muss die Kooperation zwischen den einzelnen Akteuren aus Tourismus und Gesundheit verbessert werden.

1.4.4 Einordnung des *Randbereichs* als Cluster und in die Gesundheitswirtschaft

MV hat deutliche Stärken im *Randbereich* und gute Aussichten diese ausbauen zu können. Eine gut entwickelte touristische Infrastruktur spielt dabei eine große Rolle. Dadurch ergeben sich Möglichkeiten neuer Dienstleistungen und Angebote verknüpft mit dem *Kernbereich* der Gesundheitswirtschaft. Es zeigen sich bereits deutliche Strukturen eines Clusters wie das Unternehmensbeispiel Medigreif deutlich macht. Wertschöpfungsübergreifende Prozesse vom *Randbereich* in den *Kernbereich* hinein sind vorhanden. BioCon Valley spielt als Ansprechpartner und Netzwerker auch in diesem Bereich eine wichtige Rolle. Zusätzlich wird über die Marketinginitiative „MV tut gut" versucht Alleinstellungsmerkmale für MVs Produkte zu erarbeiten und dem Land ein eigenständiges Profil über die Landesgrenzen hinweg zu geben (vgl. mvtutgut, 2008). Diese Kombination aus Vernetzung der Akteure und Marketing trägt die Züge eines *politischen* Clusters und unterstützt die Entwicklung des *Randbereichs*. Auch hier kann man diese beiden Initiativen in die *laterale/diagonale* Dimension von KIESE/SCHÄTZL einordnen. Hinzu kommen in dieser Dimension auch vorhandene universitäre Strukturen. So bieten die diversen Universitäten und Fachhochschulen bereits Studiengänge an, die sich mit Gesundheitswissenschaften, Agrarwirtschaft und Tourismus beschäftigen (vgl. Studien- und Forschungsangebot der Universitäten Rostock und Greifswald so wie der Fachhochschulen Neubrandenburg, Stralsund und Wismar). Auch die *horizontale* Dimension wird im *Randbereich* besser abgedeckt, da es wesentlich mehr Unternehmen v.a. im touristischen und Reha-Bereich gibt, die miteinander konkurrieren. Kritisch ist zu sehen, dass MV eine bessere Verzahnung der Akteure im *Randbereich* anstreben muss. Medigreif macht unter dem Dach eines Unternehmens vor, wie es funktionieren kann. Die Politik sollte anstreben diese Kooperationsmöglichkeiten auf die gesamte Gesundheitswirtschaft auszudehnen. Anstrengungen die verschiedenen Dienstleister zu Kooperationen zu bewegen müssen verstärkt werden, sollen auf lange Sicht alle Möglichkeiten genutzt werden.

Insgesamt stellt der Randbereich eine große Chance für MV dar, zu einem wachstumsstarken Treiber der Gesundheitswirtschaft zu werden. Die Beschäftigungspotentiale sind hier ungleich höher als im *Vorleistungs- und Zulieferbereich*. Eine vorhandene touristische- und Agrar-Infrastruktur trägt maßgeblich dazu bei. Clusterstrukturen sind bereits vorhanden, aber müssen weiter ausgebaut werden, um Kooperationen zu intensivieren. Abb. 5 verdeutlicht, dass MV bereits im Vergleich zu den anderen Bundesländern große Beschäftigungspotentiale im *Randbereich* realisiert hat.

Abb. 5: Anteil der sozialversicherungspflichtig Beschäftigten nach der Einteilung des Zwiebelmodells der Gesundheitswirtschaft für das Jahr 2004

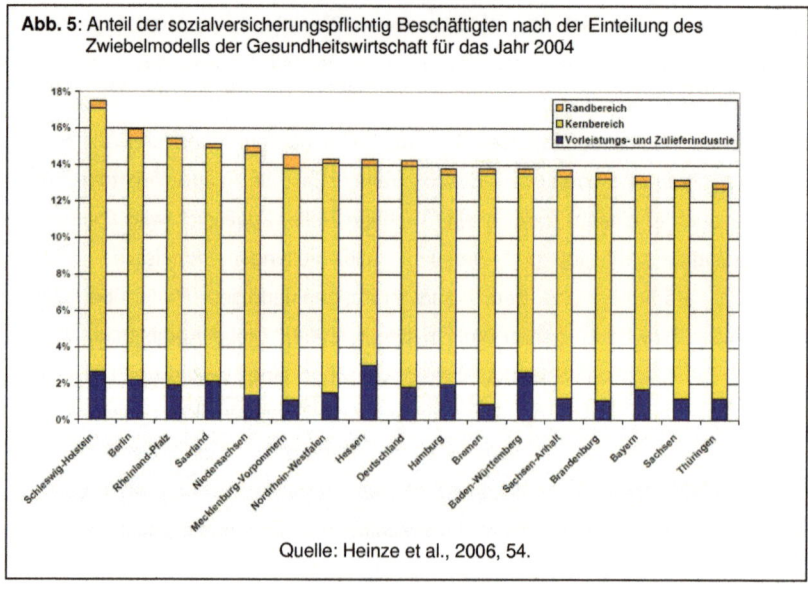

Quelle: Heinze et al., 2006, 54.

- 19 -

2. Fazit

Die Gesundheitswirtschaft ist eine Chance für MV und hat gute Chancen eine Branche mit Zukunft und Jobpotential für dieses Bundeland zu sein. Der *Kernbereich* ist dabei die Voraussetzung für die anderen Bereiche, um erfolgreich zu sein. Dieser hat in MV in den letzten Jahren eine Konsolidierung durchlaufen, und geht daraus gestärkt hervor. Fallzahlen und Belegungszahlen weisen eine positive Tendenz auf und sollten MV in den nächsten Jahren helfen, den *Kernbereich* zu stabilisieren. Abb. 5 macht deutlich wie wichtig dieser Bereich für die Beschäftigung in der Gesundheitswirtschaft ist. Zusätzliche Beschäftigungspotentiale können eher vom *Randbereich* als vom *Vorleistungs- und Zulieferbereich* kommen auf Grund von bereits vorhandenen Stärken. Der *Vorleistungs- und Zulieferbereich* spielt dabei eher eine untergeordnete Rolle auch wenn die Landesregierung mit Initiativen wie „MV tut gut" und BioCon Valley Netzwerke auf- und ausbaut, die eine Förderung der Biotechnologie vorantreiben. Erfolgreich auf diesem hoch kompetitiven Markt zu bestehen kann nur ein langfristiges Ziel sein. Auch die Analyse auf Cluster hat gezeigt, dass es zwar Ansätze in Form von „Scan Balt" gibt, diese aber auch auf langfristigen Erfolg ausgelegt sind. Der *Randbereich* und da v.a. die Bereiche *Wellness*, *Gesundheitstourismus* und *Ernährung* sind MVs Stärken im Bereich der Gesundheitswirtschaft. Das Unternehmen Medigreif zeigt, wie ein wertschöpfungsübergreifender Ansatz aussehen kann. MV ist auf einem guten Weg dies flächendeckend für den Tourismus zu erreichen. Speziell der Markt der Senioren hat Potential und Produkte sollten zunehmend auf diesen ausgerichtet werden. Clusterstrukturen sind eindeutig vorhanden. Bio Con Valley kann als ein politischer Clusteransatz bezeichnet werden. Akteure werden hier zusammengebracht und unterstützt.

Die Diskussion hat auch gezeigt, dass Clustermodelle in der Praxis auf Grund der verschiedenen Clusteransätze nicht eindeutig zu identifizieren sind. Es wurden in dieser Arbeit verschiedene Ansätze miteinander kombiniert, die am besten zu MVs Strukturen passen. In Kombination mit der „Gesundheitszwiebel" ist es möglich clusterartige Strukturen zu erkennen, allerdings sind diese in MV zum größten Teil bis jetzt unvollständig ausgebildet. Hier liegt in der Zukunft auch die Aufgabe für die Politik diese Strukturen auszubauen und zu verbessern. Unter diesen Voraussetzungen kann die Gesundheitswirtschaft für MV eine große

Chance sein sich als Gesundheitsland zu etablieren, und neue Beschäftigungspotentiale zu erschließen. Die Gesundheitswirtschaft als vollständiges Cluster gibt es bis jetzt allerdings noch nicht.

Literatur

- Bruch-Krumbein, Waltraud/Hochmuth, Elke (2000): Cluster- und Clusterpolitik, Marburg.
- BioCon Valey (Hg.) (2006): Jahresbericht 2006, auf: http://www.ls.bcv.org/hosting/bcv/website.nsf/urlnames/aboutus_DE?Open Document&mnu=aboutus (Stand: 31.01.2008)
- DIE ZEIT (2005): was bewegt...Dietmar Enderlein? In: DIE ZEIT Nr. 25, 30.
- Gruner+Jahr (2005): Märkte und Tendenzen. Wellnessurlaub Fachbereich Anzeigen. Marktanalyse, Nr. 3, Berlin.
- Heinze, Rolf G./Hilbert, Josef/ Dahlbeck, Elke/ Helmer-Denzel, Andrea/ Potratz, Wolfgang (2006): Masterplan Gesundheitswirtschaft Mecklenburg-Vorpommern 2010, Bochum/Gelsenkirchen.
- Heinze, Rolf G. (2006): Wandel wieder Willen – Deutschland auf der Suche nach neuer Prosperität, Wiesbaden.
- Hermann, Margitt (2004): Zur gesamtwirtschaftlichen Situation Mecklenburg Vorpommerns, Schwerin.
- Kiese, Matthias/Schätzl, Ludwig (Hg.) (2008): Cluster und Regionalentwicklung, Hannover.
- Kohl, Helmut (1990): Fernsehansprache des Bundeskanzlers, auf: http://www.helmut-kohl.de/c641ede1b5.html (Stand: 31.01.2008).
- Mecklenburg-Vorpommern das Landesportal (2007): Daten und Fakten, auf: http://www.mecklenburgvorpommern.eu/cms2/Landesportal_prod/Landesp ortal/content/de/Land_und_Regierung/Unser_Land/Daten_und_Fakten/ind ex.jsp (Stand: 15.10.2007).
- Medigreif (2007): Medigreif Unternehmensgruppe, auf: http://www.medigreif.de/unternehmensgruppe.html (Stand: 01.01.2008)
- Mvtutgut (2008): Willkommen in Mecklenburg-Vorpommern, auf: http://www.mvtutgut.de/cms2/MVtutgut_prod/MVtutgut/content/de/_Startse ite/index.jsp (Stand: 01.01.2008)
- Niebuhr, Annekatrin/Stiller, Silvia (2005): Demographischer Wandel und Arbeitsmärkte in Norddeutschland, in: Wirtschaftsdienst 2005-5, 326-332.

- Rehfeld, Dieter (1998): Produktionscluster. Konzeption, Analysen und Strategien für eine Neuorientierung der regionalen Strukturpolitik. Habilitationsschrift. Gelsenkirchen.
- Statistisches Landesamt Mecklenburg-Vorpommern (2007): Statistische Hefte. Entwicklungen in Mecklenburg-Vorpommern, Statistischer Jahresbericht 2006 – Entwicklungen in MV (Sonderheft 2). Schwerin.
- Statistisches Amt MV (2007): Daten, auf: http://www.statistik-mv.de/index.htm (Stand: 15.10.2007).